TROUBLES DE LA NUTRITION

DANS LA

PARALYSIE GÉNÉRALE DES ALIÉNÉS

PAR

Gatien LIAN

DOCTEUR EN MÉDECINE DE LA FACULTÉ DE PARIS

Interne à l'Asile d'aliénés de Mayenne.

PARIS

ALPHONSE DERENNE

52, Boulevard Saint-Michel, 52

1885

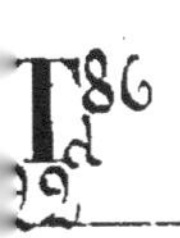

TROUBLES DE LA NUTRITION

DANS LA

PARALYSIE GÉNÉRALE DES ALIÉNÉS

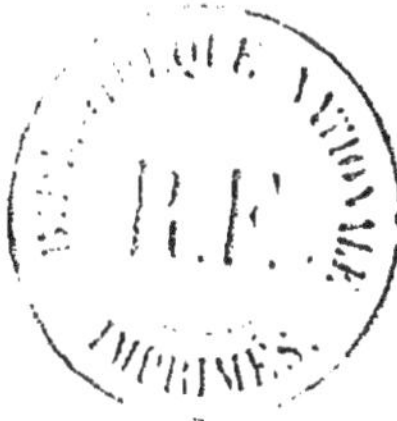

PAR

Gatien LIAN

DOCTEUR EN MÉDECINE DE LA FACULTÉ DE PARIS

Interne à l'Asile d'aliénés de Mayenne.

PARIS

ALPHONSE DERENNE

52, Boulevard Saint-Michel, 52

1885

A MES PARENTS

A MES MAITRES

A MES AMIS

A MON PRÉSIDENT DE THÈSE

M. LE PROFESSEUR BROUARDEL

TROUBLES DE LA NUTRITION

DANS LA

PARALYSIE GÉNÉRALE DES ALIÉNÉS

« On dissèque le cerveau depuis
« Galien, et il n'est pas d'anato-
« miste qui n'ait laissé quelque
« chose à faire à ses successeurs.

SERRES.

Cette remarque, si vraie pour l'anatomie du cerveau, peut s'appliquer avec plus de raison encore à la pathologie de cet organe et de tout l'appareil de l'innervation en général.

M. J. Falret disait en 1877 que l'histoire de la paralysie générale était encore à refaire.

Il est probable qu'il en sera longtemps de même ; car cette maladie est si complexe par ses causes, par ses lésions anatomiques, par ses modes de marche et de terminaison, par ses manifestations diverses, qu'elle semble résumer toute la pathologie du système nerveux.

Quand on suit avec attention les nombreux détails de son histoire et qu'on les compare avec ceux des autres groupes pathologiques du cerveau et de la moelle, on trouve des traits de ressemblance si frappants et des points de contact si intimes entre ces diverses manifestations morbides, qu'il semble impossible de séparer leur étude.

Le fait suivant, cité par M. le professeur Charcot, donne une idée des connexions et de la solidarité qui existent entre les différentes parties de l'appareil si compliqué de l'innervation :

« Un médecin des plus distingués, mais peu familiarisé « encore avec la symptomatologie de la sclérose en pla- « ques, était venu visiter un de mes collègues dans le ser- « vice de clinique dont il est actuellement chargé. Pour « lui faire honneur, mon collègue présente à ce médecin « un cas de la maladie nouvelle ; c'était un fort beau spé- « cimen de la forme cérébro-spinale. Le malade, quittant « son lit, fit quelques pas dans la salle. « C'est un ataxi- « que, s'écria le visiteur. » — « Peut-être, répliqua mon « collègue ; mais que pensez-vous des mouvements rhyth- « miques dont la tête et les membres supérieurs sont agi- « tés ? » — « C'est juste, fit le visiteur. Il y a en outre de « la chorée ou peut-être de la paralysie agitante. » Le « malade fut ensuite interrogé. Il répondit aux questions « avec un embarras très-marqué dans la prononciation, « en scandant les syllabes d'une manière toute spéciale, et « souvent l'émission des mots était précédée d'un léger « tremblement des lèvres. — « Je comprends, répartit le « médecin ; vous avez voulu m'embarrasser en me présen- « tant un cas des plus complexes. Voici maintenant des « symptômes qui appartiennent à la paralysie générale.

« N'allons pas plus loin, votre malade réunit peut-être en « lui la pathologie nerveuse tout entière. »

« Or, messieurs, je le répète, il s'agissait là tout sim« plement d'un cas, à la vérité, très complet, de la forme « cérébro-spinale de la sclérose en plaques. »

Mais il est un troisième centre d'innervation plus modeste dans ses manifestations, et qui n'en joue pas moins un rôle important dans la vie du système nerveux. Il n'est pas moins dépendant que les autres, ni plus isolé, malgré son existence plus obscure.

Ce centre est le grand sympathique.

Quelle est la part qui revient à ce dernier dans l'histoire de la paralysie générale? Est-ce une part directe et primitive, comme MM. Bonnet et Poincaré l'ont établi d'après leurs recherches? N'est-ce, au contraire, qu'une part deutéropathique, inconstante? L'état actuel de la science ne permet pas de répondre à ces questions.

Mais on ne saurait admettre que ce grand centre périphérique puisse se désintéresser des phénomènes d'une maladie qui ébranle si profondément et d'une manière si manifeste le cerveau, qui s'attaque à la source nutritive même de cet organe, à cette membrane enveloppante et pénétrante si riche en vaisseaux et en vaso-moteurs, qui porte la vie dans tous les coins et recoins du système nerveux, qui est une dépendance du névrilème général se dépouillant de l'élément conjonctif sur les lobes cérébraux pour y prendre l'élément vasculaire, ce qui prouve combien la pensée exige de dépense matérielle, selon l'expression de M. le Dr Poincaré.

PREMIÈRE PARTIE

Il serait oiseux de rappeler ici les travaux considérables qui ont été faits depuis une soixantaine d'années par des hommes éminents, les luttes que ces hommes ont engagées sur un terrain inconnu jusque-là au milieu du monde pathologique, et qui étend tous les jours ses limites en suivant pas à pas la marche du progrès et de la civilisation.

Nous n'avons pas la prétention d'avoir inventé quelque chose de nouveau sur la paralysie générale ; notre unique ambition est de présenter quelques faits consciencieux à l'appui de l'opinion déjà émise par quelques auteurs sur un des caractères principaux de cette affection et de soumettre à nos juges, que nous prions d'être indulgents, des observations qui sont quelques-uns des fruits de notre travail pendant plusieurs années d'internat dans un asile d'aliénés.

Nous nous empressons de rendre ici un témoignage bien légitime d'affection et de reconnaissance à notre premier maître, M. le Dr H. Bonnet, qui a réchauffé notre zèle dans cette tâche et nous a fourni deux observations relatives au sujet.

Nous exprimons également toute notre gratitude à MM. les Drs Reverchon, Lapointe et Pagès, pour la bienveillance qu'ils nous ont toujours montrée et pour leurs avis souvent différents des nôtres sur quelques points où la contradiction, si formelle qu'elle ait paru, est néanmoins plutôt apparente que réelle.

Qu'il nous soit permis de rendre un hommage respectueux et d'offrir nos remerciements à M. le professeur Brouardel, qui a bien voulu accepter la présidence de notre thèse.

La paralysie générale, entrevue par Haslam à la fin du siècle dernier, signalée par Esquirol, décrite par Georget en 1820, par Delaye en 1824, par Calmeil en 1826, a été et est encore, depuis, l'objet d'importants travaux et de nombreuses recherches de la part de Bayle, Parchappe, Baillarger, Brierre de Boismont, Lasègue, J. Falret, Foville, père et fils, Requin, Linas, Ball, Lunier, et de plusieurs autres médecins aliénistes. Elle a porté successivement les noms de paralysie musculaire chronique, paralysie générale incomplète, paralysie considérée chez les aliénés, arachnitis chronique, paralysie générale progressive ou des aliénés, périencéphalo-méningite chronique diffuse, méningo-encéphalite chronique superficielle diffuse, folie paralytique, démence paralytique, polyparésie.

Dans le langage courant on l'appelle paralysie générale tout court.

Toutes ces dénominations sont incorrectes ou tout au moins incomplètes, car aucune n'indique le caractère important de cette affection, celui que nous avons en vue, c'est-à-dire le caractère dystrophique, qui fait plutôt de la paralysie générale une polyatrophie qu'une polyparésie, ce qui explique très bien cette folie organique générale, cette déchéance d'ordre somatique et d'ordre psychique, cette faiblesse du monde de la vie végétative et du monde de la vie de relation.

Quand la paralysie générale suit son cours normal, quand aucun phénomène incident ne vient hâter sa fin ou enrayer sa marche, elle aboutit à un ravage profond de la nutrition dans un temps relativement court; et c'est en cela qu'elle diffère des paralysies proprement dites. En effet, tandis que les paralysies légitimes, celles qui résultent de sections nerveuses, d'une hémorrhagie cérébrale, d'un ramollissement, d'une tumeur, etc., ou de l'arrêt de la circulation dans certains départements somatiques, comme dans l'expérience de P. Bérard, amènent à la longue des lésions trophiques passives, qui trouvent leur explication dans l'inactivité fonctionnelle des parties ; la paralysie générale produit des désordres nutritifs incessants, mine insensiblement les tissus, en déterminant une action irritative dans l'innervation.

« Si les lésions, dit M. le professeur Charcot, qui ont « pour résultat d'anéantir ou de suspendre l'action du « système nerveux, n'ont pas le pouvoir de faire naître « dans les régions éloignées d'autres troubles de la nutri- « tion que ceux qui dépendent de l'inactivité prolongée, il « n'en est pas de même des lésions qui déterminent, soit « dans les nerfs, soit dans les centres nerveux, une exal- « tation de leurs propriétés, une irritation, une inflamma- « tion. »

L'expérience de Samuel qui, en faisant passer, au moyen de deux aiguilles, un courant d'induction sur le ganglion de Gasser, détermine ainsi une exaltation de la sensibilité dans la sphère de distribution du trijumeau et, consécutivement, des troubles trophiques dans cette sphère, une conjonctivite, des exulcérations de la cornée, etc., donne une juste idée de ce qui se passe dans les phénomènes de la paralysie générale.

On pourrait comparer cette maladie à l'amyotrophie progressive. Du reste, en 1851, Brierre de Boismont, dans ses recherches sur l'identité des paralysies générales, parle de l'opinion émise une année auparavant par Aran sur la ressemblance entre l'atrophie musculaire progressive et la paralysie générale, avec laquelle la première « *offre de nombreux points de contact.* »

L'une et l'autre semblent d'origine à peu près contemporaine. Dans l'atrophie musculaire progressive et dans la paralysie générale nous trouvons une altération des centres gris; la première présente une lésion des cellules des cornes antérieures, la seconde, des lésions de la couche corticale; dans les deux il y a atrophie des organes; les deux ont une marche également lente et progressive; toutes deux tendent à la généralisation, et cette généralisation est en raison directe de la diffusion des lésions nerveuses originaires; toutes deux ont des temps d'arrêt ou des soi-disant réparations qui, pour les uns constituent une véritable guérison, et pour d'autres une simple rémission. Enfin, à beaucoup d'égards encore l'analogie est si frappante, que nous les considérons toutes deux comme des dystrophies, soit que l'altération trophique ait pour point de départ le grand sympathique ou le centre cérébro-spinal.

Observation I

B... 46 ans, tailleur de pierres, entre à l'Asile le 22 mai 1876. — « Des chagrins, des ennuis, l'alcoolisme, ont miné peu à peu la constitution, en agissant spécialement sur le système nerveux : — affaiblissement intellectuel et paralysie générale. »

Tremblements fibrillaires des muscles de la face ; bégaiement qui augmente tous les jours pour arriver à une aphasie presque complète ; pupilles inégales, inclinaison latérale droite du tronc ; diarrhée.

Durant les cinq premiers mois on note une aggravation dans les symptômes physiques et mentaux ; dépérissement graduel et démence profonde.

Dans les premiers jours d'octobre la physionomie du malade change subitement : les yeux deviennent rouges, brillants, la face se congestionne, les désordres musculaires s'accusent par des mouvements ataxiques généraux et par des tremblements fibrillaires à la face. — Congestion cérébrale le 20 ; état comateux, pas d'attaques épileptiformes. Déchéance organique, marasme ; démence de plus en plus profonde ; persistance de la diarrhée malgré toute médication.

Novembre. — Aphasie complète ; mouvements volontaires impossibles ; — rougeurs érythémateuses en divers points du corps ; relâchement complet des sphincters ; état gâteux.

Décembre. — Les actes de l'assimilation s'effacent au profit d'une désassimilation que rien n'arrête ; la dégénérescence générale réduit le somatisme à quelques manifestations purement végétatives. Le 28, attaque épileptiforme.

Janvier 1877. — Nouvelle attaque le 16 ; — la dénutrition se montre sous de nouvelles formes : des eschares apparaissent au sacrum, et des ulcérations gangréneuses en divers points du corps, aux talons, au coude à droite. La diarrhée a presque cessé ; la bouche est sèche; les sécrétions et les excrétions semblent taries; l'alimentation est presque impossible.

Février. — Maigreur squelettique; sécheresse extrême de la peau, qui est le siège, dans presque toute son étendue, d'une desquamation pulvérulente de l'épiderme; plaques ulcéreuses noires au sacrum, aux talons, aux coudes; ces plaques gangréneuses n'ont aucunement l'aspect de plaies vives, rouges, laissées par les eschares que l'on rencontre dans d'autres affections, telle que la fièvre typhoïde, la phthisie, par exemple. — On dirait qu'ici la dénutrition a frappé les éléments anatomiques insensiblement, un à un, cellule par cellule; et que ce travail envahissant s'est propagé à tous les organes, en raison de la diffusion des lésions trophiques nerveuses.

Le 5 et le 6 février, on observe en divers endroits, à la face, à la poitrine, aux cuisses, de petites secousses convulsives à peine perceptibles. Bien que la vie semble avoir quitté l'organisme, on dirait qu'il y a là une lutte, un effort vital contre une désassimilation lente.

Le malade succombe enfin le 7 février.

Un autre malade dont nous n'avons pas l'observation complète, est arrivé également au dernier degré de marasme et est décédé quelques jours avant le précédent. Plusieurs personnes du service l'ont cru mort pendant plusieurs jours de suite : toute réaction vitale semblait éteinte; il y avait même une odeur cadavérique assez prononcée, au dire d'une sœur.

Nous voyons bien tous les jours des paralysés généraux emportés au milieu de toutes les apparences d'une bonne santé physique soit par une hémorrhagie cérébrale, soit par une pneumonie, soit par une affection incidente quelconque. Nous allons en voir d'autres que des complications ont arrêtés bien loin de ce but terminal que nous venons de décrire. Nous en avons un actuellement sous les yeux qui ne présente pas ces signes ultimes de déchéance et qui est alité par suite d'attaques épileptiformes. Mais on peut dire qu'il y a un mode de terminaison fatal, quand la paralysie générale marche seule et normalement, et que ce mode de terminaison, dont nous venons de voir un exemple, est inhérent à un des caractères essentiels de cette maladie, à une dystrophie active à marche insensible, mais progressive.

Observation II

C... 30 ans, peintre en voitures, entre à l'Asile le 6 juin 1877. — Symptômes caractéristiques de la paralysie générale ; inégalité pupillaire ; embarras de la parole.

Juillet. — Démence paralytique. Etat gâteux.

Août. — Amélioration dans l'état physique. Même état mental.

Septembre et octobre. — Dégradation complète ; diarrhée ; marasme ; démence profonde.

Novembre. — Accès épileptiformes.

Décembre. — La santé physique semble s'améliorer ; l'état mental se résume dans une profonde démence.

Janvier 1878. — Nouveaux accès épileptiformes ; amaigrissement rapide ; impotence fonctionnelle absolue ; — rougeurs érythémateuses sur divers points de la peau.

Février. — Plaies du thorax siégeant en avant au voisinage du sternum, noirâtres, à odeur gangréneuse ; eschares du sacrum.

Mars. — Marasme profond.

Avril. — Décès le 11 par suite de marasme paralytique.

Observation III.

M... 48 ans, journalier, entre à l'Asile le 21 avril 1882. Le diagnostic à l'entrée est : commencement de paralysie générale. Au mois d'août le malade se crève un œil en tombant sur un arbrisseau.

L'agent traumatique a traversé la paupière supérieure et le globe oculaire gauches de haut en bas. L'œil ne paraît pas s'être vidé ; il n'y a d'autre trouble apparent qu'une plaie sans rougeur, sans conjonctivite, sans aucune réaction inflammatoire. — Les symptômes paralytiques se dessinent de plus en plus : l'embarras de la parole est très accusé, les pupilles sont inégales ; on note des tremblements fibrillaires de la face et les autres signes caractéristiques. Quant au délire, il consiste en hallucinations terrifiantes qui viennent de temps en temps rompre la monotonie d'un affaissement complet de toutes les facultés mentales.

Octobre et novembre. — Même état. L'œil gauche présente une large cicatrice, une sorte de tache, de taie grisâtre, qui occupe une grande partie de la cornée.

En décembre le marasme commence, la diarrhée apparaît, et le malade s'alite.

16 décembre. — Othématome de l'oreille droite survenu spontanément depuis la veille.

Janvier 1883. — Etat gâteux ; démence profonde ; hallucinations fréquentes pendant lesquelles M... ouvre des yeux égarés, pousse des cris perçants et fait des efforts pour quitter son lit. — Eschares du sacrum précédées de rougeurs érythémateuses s'étendant à tout le siège.

Février. — La déchéance organique progresse rapidement ; les eschares du sacrum s'étendent aux fesses, qui présentent de vastes ulcérations atoniques. Toute la partie inférieure du tronc, en arrière, est transformée en une plaie noirâtre offrant l'aspect et l'odeur d'un foyer gangréneux. Deux plaies semblables existent aux coudes.

Mars. — Aggravation de tous les symptômes précédents.

Avril. — Décès le 17, par suite de marasme paralytique.

Observation IV

B..., 35 ans, cordonnier, entré à l'Asile le 26 octobre 1883. D'après les renseignements fournis par la famille et par le certificat médical d'admission, cet homme est fort triste; et depuis quelque temps il est devenu impulsif et dangereux.

Novembre. — Tremblements fibrillaires des muscles de la face, des lèvres et de la langue; parole embarrassée: pupilles très-rétrécies; la gauche l'est beaucoup plus que la droite; ses dimensions ne dépassent pas celles d'une tête d'épingle. Le malade dit qu'il a ressenti des secousses violentes dans les membres; — délire incohérent et triste; abattement.

Décembre. — Les idées de tristesse font place à un délire des grandeurs très-actif. Le malade rit et chante toute la journée des chansons incohérentes qu'il compose à l'instant même; il prétend que tout est à lui, qu'il est le meilleur ouvrier du monde; la nuit il ne laisse dormir personne dans son dortoir, tellement il est agité.

Janvier 1884. — B... est le plus grand physicien du monde; il est intarissable en paroles roulant sur des idées de grandeur et de richesse; mais en même temps il tremble et maigrit.

Février. — Etat gâteux; dépérissement progressif. Troubles vaso-moteurs : yeux chassieux; les sécrétions glandulaires de l'œil et de la bouche sont très-actives; les premières se concrètent et obstruent l'ouverture palpébrale presque tout entière; — sueurs diffuses très abondantes; évacuations involontaires continuelles.

Cet aliéné, dont le marasme va progressant tous les jours, tombe sans connaissance le 22 juillet. On le transporte à l'infirmerie. Depuis le 22, à trois heures de l'après-midi, jusqu'au 23 à quatre heures du matin, époque du décès, ce malade a présenté un nombre incalculable d'accès épileptiformes.

Observation V

B..., 52 ans, jardinier, entre à l'Asile, le 10 janvier 1882. Démence paralytique : embarras de la parole, inégalité pupillaire, délire de satisfaction. Le 12, deux jours après l'entrée, une ecchymose spontanée apparaît à l'œil gauche ; — le 15, les deux conjonctives sont congestionnées, infiltrées, rougeâtres. Le malade s'alite le 29 ; syncope le 30 ; accès épileptiformes dans la journée avec prédominance des convulsions à droite. Décès le 31.

Autopsie. — Rougeur autour du genou droit ; à la partie interne du mollet du même côté il s'est produit, sur toute l'étendue d'une feuille de Rigollot appliquée quelques heures avant la mort, une sorte de vésication : l'épiderme est sec et se détache comme après l'application d'un vésicatoire. Desquamation épidermique aux bras et aux avant-bras et à la partie postérieure du tronc, en haut. Squames blanchâtres beaucoup plus épaisses à l'avant-bras gauche. Au tronc la desquamation repose sur une rougeur érythémateuse.

Le cerveau a un volume et une conformation à peu près réguliers ; il n'a pas été pesé. La plus grande partie des surfaces interne et externe des hémisphères présente un aspect blanchâtre dû à l'épaississement et aux néoplasies des méninges molles. Celles-ci sont épaissies, résistantes ; elles sont fortement appliquées contre les circonvolutions, auxquelles elles adhèrent en entier. La substance blanche des circonvolutions frontales, dénudée de la substance grise, apparaît sous forme de crêtes minces, consistantes. Les couches opto-striées sont grenues, légèrement chagrinées.

Les artères de la base du crâne sont athéromateuses.

Observation VI

J..., 53 ans, entre à l'Asile, le 2 septembre 1881. Paralysie générale; excès alcooliques : hésitation de la parole, inégalité pupillaire, désordre des mouvements, affaiblissement de la force musculaire. Diarrhée.

Le malade s'alite le 2 septembre; décès le 3 dans la matinée.

Autopsie. — Os du crâne cassants. Vaisseaux consistants, peu souples, mais sans traces évidentes de dégénérescence. Pie-mère hyperhémiée, sans adhérences avec la substance corticale ; circonvolutions déprimées. La substance grise est de consistance moyenne; la substance blanche présente des noyaux durs; il faut une grande pression pour l'écraser en certains points entre le pouce et l'index; on peut la tirailler assez vivement sans en amener la rupture. Ces deux substances sont à peine hyperhémiées. Les noyaux opto-striés sont fermes. Il en est de même du cervelet et du bulbe, qui ne présentent de particulier qu'une injection de la pie-mère qui les recouvre sans y adhérer. Pas d'épanchement sanguin ni séreux dans les ventricules.

Surcharge graisseuse du cœur : le ventricule droit est entièrement graisseux dans toute l'épaisseur de ses parois, dont les fibres charnues ont disparu au milieu de la dégénérescence; ces parois sont en même temps amincies.

Observation VII

R..., 52 ans, aliéné de la Seine, ciseleur en bronze; entre à l'Asile le 2 juillet 1877; transféré de l'asile de L... avec le certificat médical suivant : « atteint d'aliénation mentale; paralysie générale au deuxième degré. » Ce malade se plaint de troubles passagers de la vue. En août, ophthalmie gauche, ptosis de la paupière de ce côté.... Guérison de l'affection oculaire dans le courant de septembre.

En novembre, l'ophthalmie reparaît sous forme de kérato-conjonctivite granuleuse; ptosis.

En décembre, la kérato-conjonctivite guérit, mais la chute de la paupière persiste.

En mai 1878, nouvelle récidive de l'ophthalmie, et guérison apparente après quelques jours de traitement.

En juin 1879, un an plus tard, R... est frappé de congestion cérébrale : embarras très-marqué de la parole, tâtillonnement, inégalité pupillaire ; obtusion intellectuelle très-grande et affaiblissement de la force musculaire, avec inclinaison latérale gauche du tronc. Ces symptômes vont diminuant d'intensité, mais ne disparaissent pas entièrement.

En octobre 1880, l'œil droit est atteint à son tour. Quant à l'œil gauche, il présente des opacités de la cornée et d'autres altérations chroniques qui le réduisent à une impotence fonctionnelle à peu près complète ; le malade ne voit que du brouillard avec cet œil. L'autre parcourt les mêmes phases morbides : rougeur, congestion passive, kérato-conjonctivite lente ; dépôts blanchâtres dans les tissus de l'œil et surtout entre les lames de la cornée.

En 1881, même état général.

Le 13 septembre 1882, dans la matinée, R... tombe frappé d'apoplexie cérébrale et succombe le 14 à six heures du matin. Depuis le moment de l'attaque jusqu'au décès il a présenté des accès épileptiformes, des contractures à droite, surtout au membre supérieur, et de la résolution à gauche.

Autopsie. — Os du crâne cassants ; dure-mère congestionnée ; corpuscules de Pacchioni durs, volumineux. L'arachnoïde viscérale est épaissie, résistante ; elle présente des opacités blanchâtres en divers points et principalement à la partie antéro-supérieure des hémisphères, au voisinage de la grande scissure interlobaire ; épanchement séreux dans sa cavité.

Artères de la base du crâne athéromateuses ; la dégénérescence présente des plaques dures disséminées par ci par là dans l'épaisseur des parois vasculaires. Pie-mère épaisse, dure, très adhérente à la pulpe cérébrale, dont on ne peut la détacher sans entraîner cette pulpe dans toute l'étendue de la portion membraneuse enlevée. Ces adhérences sont très-intimes et générales ; elles s'étendent à toutes les circonvolutions.

Pas d'épanchement ventriculaire ; pas de granulations épendymaires. L'hémisphère cérébral droit présente, dans le lobe occipital, en dehors du ventricule latéral, un peu au-dessus et en arrière de la cavité ancyroïde, un foyer hémorrhagique qui s'est creusé une cavité dans la pulpe cérébrale; cette cavité est remplie par un caillot noir, mou, diffluent, du volume d'une noix.

Observation VIII

L.... maître-maçon, 46 ans, entre à l'Asile le 5 février 1883. D'après les renseignements qui nous sont fournis, « il a toujours été d'un caractère impressionnable, vif et intelligent. Il a eu la fièvre typhoïde il y a vingt ans, avec complications cérébrales graves ; il y a cinq ans il a été atteint d'un délire aigu de courte durée et qui a été suivi d'attaques épileptiformes.......... Il est frappé d'une hémiplégie qui semble s'accentuer et se généraliser au fur et à mesure des attaques, qui persistent toujours. »

L..... est pâle, voûté, amaigri et porte beaucoup plus que son âge ; — fatigues, excès alcooliques, chagrins domestiques. Il a néanmoins un regard vif, un air satisfait. Il présente de la parésie à gauche ; les mouvements sont moins libres de ce côté, mais la sensibilité semble y être aussi bien conservée qu'à droite, et même, si l'on s'en rapporte au malade, elle y est plus vive. C'est ainsi, dit-il, que lorsqu'il se fait raser, il est beaucoup plus sensible du côté gauche de la figure. Ce côté est souvent chair de poule et présente une légère desquamation épidermique, beaucoup plus marquée à certains moments. L..... est atteint aussi d'incontinence d'urine et des matières fécales.

Il dit qu'il était maître-maçon et le plus fort ouvrier du département, qu'il a fait le château de M. de X....., un noble; que ses enfants sont les plus beaux du pays, etc. La langue est embarrassée, avec bégaiement caractéristique; les pupilles sont inégales ; il présente des contractions fibrillaires des muscles de la face. On lui donne une plume, il trace quelques caractères tremblés.

23 février. — Le malade a de la fièvre, il est pâle, oppressé. L'auscultation révèle l'existence de râles crépitants fins à gauche, dans presque toute l'étendue du poumon.

27 février. — Un peu d'excitation cérébrale, avec prédominance de délire ambitieux.

28 février. — Convulsions rhythmées du membre supérieur gauche et isochrones à chaque mouvement respiratoire. On observe en même temps de petites secousses dans le membre inférieur du même côté, de simples frémissements musculaires, qui sont surtout apparents au couturier, lequel se dessine légèrement sous la peau en tressautant. Pouls petit et fréquent.

1er et 2 mars. — Aggravation dans l'état général du malade, qui est atteint de pneumonie : pouls petit, dépressible ; râles muqueux et sous-crépitants fins en arrière et des deux côtés de la poitrine ; matité, crachats striés de sang ; fièvre continue, dyspnée, phénomènes ataxo-adynamiques, forces complètement prostrées ; érythème à la région sacrée, s'étendant à gauche sur la plus grande partie de la fesse et présentant quelques exulcérations.

6 mars. — Même état, fuliginosités ; haleine fétide ; marasme.

12 mars. — État s'aggravant tous les jours ; marasme profond.

Le malade succombe le 14.

Autopsie. — Nous avons constaté, outre les lésions de la pneumonie hypostatique, les altérations cérébrales caractéristiques de la paralysie générale.

Thorax. — Maigreur extrême, côtes cassantes. Quelques traces d'anciennes pleurésies se reconnaissant à des adhérences pleurales sur les côtés et à gauche principalement. Poumon droit normal en avant, congestionné en arrière, rougeâtre. Poumon gauche dense en arrière et violacé dans la partie contenue dans la gouttière vertébro-costale; sang mêlé de sérosité à la coupe ; les bronches contiennent des mucosités spumeuses; pas de signes certains d'hépatisation, pas d'exsudats.

Le cœur ne présente rien de particulier.

L'aorte porte une plaque athéromateuse jaunâtre, ferme, à sa sortie du ventricule.

Crâne. — Artères de la base du crâne athéromateuses ; hémisphères sensiblement égaux, dure-mère pâle, avec arborescences veineuses dures à la pression, comme fibreuses ; léger épanchement dans la cavité de l'arachnoïde et dans les ventricules latéraux ; opacités grisâtres nombreuses disséminées par ci par là dans l'épaisseur du feuillet viscéral de cette méninge. Pie-mère dure, épaissie et très-adhérente à la substance corticale dans toute son étendue ; cette substance est visiblement ramollie, les circonvolutions sont affaissées, surtout à la partie antérieure des hémisphères.

Nous pourrions multiplier ces exemples. Dans nos dissections et dans nos exercices de chirurgie opératoire nous avons souvent rencontré des sujets ayant succombé dans le cours d'une paralysie générale, au milieu d'une déchéance graisseuse, dont les notes suivantes vont nous donner une idée :

S..., femme D..., entre à l'Asile le 21 décembre 1882 et meurt le 24 mars 1883.

On trouve dans tous les organes une surcharge de graisse énorme ; l'abdomen est météorisé ; pas d'épanchement dans le péritoine. Le cœur est entièrement graisseux ; une couche adipeuse, mollasse, est uniformément répandue sous la peau des membres ; les muscles de la vie de relation sont pâles, chair de poisson, et se dessinent à peine au milieu de la masse graisseuse qui les revêt et les infiltre.

Dans tous ces cas de déchéance organique on voit souvent la mort arriver sous l'influence la plus légère comme nous le voyons par l'exemple suivant :

D..., entre à l'Asile le 23 novembre 1881. Folie paralytique avec tous les symptômes somatiques et psychiques de cette affection. Cet individu est gros, gras et bien portant en apparence.

26 novembre. — Pneumonie droite.

Décès le 22 décembre.

Relevé d'une note du registre :

« La mort est survenue inopinément au cours de la convalescence d'une pneumonie et a été précédée d'une courte attaque épileptiforme. »

Notre ami M. le Dr Biaute, dans une observation sur un cas de fracture complexe de l'humérus chez un paralysé général, donne une sanction complète aux faits que nous avons observés nous-même :

Le 1er février 1876, R..., paralysé général, tombe de terre à terre sur une épaule dans un préau. Il ne manifeste aucune douleur et prend son repas du soir comme ses camarades. On l'examine et on se trouve en face d'une fracture complexe du corps de l'humérus droit. Le 5, une congestion cérébrale survient, et le 6 l'aliéné décède.

L'autopsie est faite avec un soin minutieux ; l'os est examiné au microscope.

L'auteur résume ainsi son observation :

Chute sur le côté droit et de la hauteur du corps ; fracture oblique occupant toute la moitié supérieure du corps de l'humérus ; fissures qui n'ont pu se produire que par suite de la dénutrition primitive de l'os, qui a éclaté de différentes parts en cédant à un traumatisme peu violent.

Chez les paralysés généraux, toutes les altérations du grand sympathique « entraînent des troubles de nutrition dans la plupart des organes, troubles qui aboutissent à la dégénérescence graisseuse ou à d'autres modifications de leurs éléments. » *Recherches sur l'anatomie pathologique de la paralysie générale*, par MM. les Drs H. Bonnet et Poincaré.

« Les os ne sont pas exempts des troubles généraux,
« dit M. le docteur Biaute ; nous avons examiné plu-
« sieurs os du sujet : au microscope on constate, dans les
« substances médullaire, spongieuse et compacte, une
« altération se traduisant par une prolifération de tissu
« adipeux et des gouttelettes de même genre suintant de
« toutes parts. Le tissu compacte est aminci en certains
« points.... Les os ont l'aspect de ceux qui sont atteints
« d'ostéite, mais sans augmentation de vascularité. Cepen-
« dant le travail morbide n'est pas de même nature, et
« dans ce cas il n'y a ni inflammation, ni suppuration,
« mais simplement travail lent de destruction. . . .

. . . .

« Et ce sont ces mêmes causes désassimilatrices qui,
« dans toute complication qui serait survenue, auraient
« fait reculer devant une opération sanglante. On ne doit
« point toucher à un paralysé général, il ne faut pas
« donner le coup de fouet à la maladie. »

Il est certain, en effet, que des causes légères peuvent amener des troubles profonds et même la mort chez les paralysés généraux, comme cela ressort de plusieurs de nos observations.

Observation IX

L... 42 ans, charron, entre à l'Asile le 20 juin 1884.

Ce malade aurait commis des excès alcooliques; il a perdu peu à peu la force musculaire et est devenu aliéné. — Folie paralytique; inégalité pupillaire; affaiblissement de la force musculaire et tremblement des membres et de la face.

Juillet. — Cet aliéné est atteint d'une forme de délire qui se rapproche de la lypémanie par la tristesse et l'abattement, mais qui s'en éloigne par des accès fréquents de colère et de violence, avec menaces, erreurs de personnalité et un tremblement presque général, mais surtout prononcé aux membres supérieurs, à la face et à la langue. Il porte à la face plantaire du gros orteil droit, au niveau de l'articulation des deux phalanges, une plaie violacée qui suppurerait depuis plus de deux ans.

Août. — Même état mental; santé physique mauvaise; dépérissement. Nul doute que l'affection du gros orteil ne soit une lésion organique du squelette, une ostéite, un mal perforant du pied. Le stylet heurte contre un tissu osseux dénudé, altéré, crépitant, et ne provoque aucune douleur.

Septembre. — Un moment la plaie semblait guérie; elle était recouverte d'un épiderme flasque et se déprimant sous la pression du doigt; mais bientôt un nouveau cratère s'ouvre et laisse sortir de la sérosité sanguinolente mêlée de quelques grumeaux de pus. Marasme paralytique; diarrhée; affaissement général.

Octobre. — Un érysipèle se développe autour de la plaie et gagne peu à peu le pied et la jambe; peu de réaction fébrile.

Décès le 15 par suite de cet érysipèle et de marasme paralytique.

Observation X

P..., est un héréditaire. Sa mère était une cérébrale, qui est morte aliénée. Ce malade entre à l'Asile le 9 août 1882 ; il a 35 ans; il est maigre, nerveux. Depuis longtemps il était employé comme camionneur dans une maison de vins ; et, comme il était très-actif et très-dévoué, son patron lui avait confié les intérêts de son commerce comme voyageur. Ce jeune homme ne sachant ni lire ni écrire était obligé d'enregistrer dans sa mémoire les commandes qu'on lui faisait. D'un autre côté, son métier l'obligeait à boire beaucoup.

A son arrivée, il est très-agité : il grince des dents; la force musculaire est très-diminuée ; il y a des tremblements fibrillaires des muscles de la face, du tâtillonnement, un embarras très-prononcé de la parole, une rétention d'urine et des matières fécales bientôt suivie de vraies débâcles, des alternatives d'exaltation et de dépression cérébrale. Délire mégalomaniaque : P..., est Mac-Mahon ; le monde entier lui appartient ; il commet des erreurs de personnalité.

Septembre. — L'embarras de la parole disparaît, ainsi que le délire ambitieux. Tous les autres symptômes s'effacent peu à peu P..., sort guéri le 26 septembre, après un mois et demi de traitement.

Depuis, ce malade a repris ses occupations et s'est bien porté en apparence pendant quelque temps. Nous l'avons rencontré plusieurs fois au dehors, et rien ne faisait supposer chez lui l'existence du moindre trouble soit physique, soit psychique. Mais, dans le courant de décembre 1883 il est atteint, dans sa famille, d'une « maladie de poitrine » qui l'emporte d'une façon tout à fait imprévue.

« P..., était usé, nous a raconté depuis un de ses voisins; mais il s'en est allé si vite, que tout le monde a été surpris de sa mort. »

Si nous ne craignions de sortir du sujet, nous citerions quelques exemples qui sont de nature à montrer que la paralysie générale a une marche progressive plus ou moins rapide, mais que sa terminaison est toujours fatale d'une façon directe ou indirecte, prochaine ou éloignée, que les prétendues guérisons ne sont que des rémissions plutôt apparentes que réelles, que le travail de désorganisation se poursuit sans cesse d'une manière plus ou moins active, et qu'à un moment donné cette maladie reprend ses droits, qu'elle semblait avoir abandonnés.

Voici un mode de marche de cette affection, qui contraste singulièrement avec celui de notre première observation : nous le résumons en quelques mots :

Observation XI

P..... riche négociant, qui est entré à l'Asile le 17 décembre 1877, est un héréditaire franc. Ses parents lui ont légué, avec les apparences d'une santé physique qui semblait défier un siècle, des altérations nerveuses qui déterminent une suractivité cérébrale outrée sous les plus légères influences. Il est dans la force de l'âge ; il a déjà fait quelques spéculations commerciales brillantes. Sa sensibilité a besoin de fatigue ; depuis quelque temps il cherche à l'émousser par l'alcool.

Il entre à l'Asile dans un état d'éréthisme cérébral qui ne laisse aucun repos à la cellule. Il est aux prises avec un gardien spécial que sa famille lui a donné. Sa face est rouge, ses yeux brillants ; sa parole ne suffit pas à rendre le monde des idées qu'il a dans la tête ; il bégaie, il tremble. — Il succombe le 21, quatre jours après son entrée.

Observation XII

B..., femme P..., 34 ans, débitante, paralysée générale, entre à l'Asile le 24 octobre 1881. — Parole lente et tremblante, avec bégaiement caractéristique ; pupilles inégales ; excitabilité nerveuse très-accentuée : quand on contrarie la personne, on provoque chez elle des mouvements volontaires mal assurés, des tremblements divers, des paroles puériles et incohérentes, une irascibilité automatique. — Figure bouffie ; ventre gros, bombé d'une façon uniforme, proéminent, saillant vers l'ombilic surtout ; pas de fluctuation, pas de bosselures, rien qui puisse faire supposer l'existence d'un produit pathologique quelconque, d'une tumeur, par exemple. Les seins ne sont ni gonflés ni tendus, mais les règles seraient supprimées depuis plus de six mois. Le toucher vaginal fait reconnaître un ramollissement du col utérin ; pas de troubles fonctionnels appréciables. Le diagnostic doit encore être réservé.

Novembre. — Signes non équivoques de paralysie générale progressive : embarras de la parole, tremblements fibrillaires ; dissolution complète des facultés mentales. — Etat de grossesse à une période voisine de l'accouchement ; mais rien n'annonce la présence d'un fœtus vivant : pas de mouvements spontanés ni provoqués ; pas de battements du cœur.

Décembre. — Paralysie générale avancée. La station debout est impossible ; la malade est alitée ; embonpoint factice ; bouffissure.

2 janvier 1882. — La malade accouche vers 4 heures de l'après-midi d'une façon inattendue : pas de douleurs, pas de glaires vaginales ni d'écoulement d'aucune espèce ; on ne s'est pas aperçu que la femme ait *poussé* ni fait aucun effort ; il semble que l'utérus s'est débarrassé d'un corps étranger de la manière la plus indifférente, comme du plus simple produit de sécrétion. M. le Dr Pagès, qui passait en ce moment pour la contre-visite, dit que le délivre a suivi immédiatement le fœtus et qu'il était flasque et ridé, ratatiné. Quant au fœtus, il le compare à ces fruits privés de sève aussitôt nés, et qu'on trouve plus tard sur l'arbre secs et ridés, morts avant maturité.

On ne s'est aperçu d'aucun écoulement lochial, d'aucune sécrétion mammaire, d'aucune réaction fébrile. Mais, à partir de l'accouchement, l'aliénée dépérit de plus en plus, et le 22, vingt jours plus tard, elle succombe insensiblement, sans secousse, au marasme paralytique.

M. le Dr H. Bonnet a le premier attiré l'attention sur les troubles trophiques de la paralysie générale pendant la grossesse.

Voici les deux observations qu'il nous a communiquées ; nous les copions textuellement :

Observation XIII

La femme X..., âgée de 38 ans, entre dans mon service. — Les renseignements sur le passé de la malade sont très-incomplets. Depuis deux ans X..., qui était très-intelligente et très-régulière dans sa conduite, serait devenue tout à coup mélancolique. Il y a eu des intervalles de vive agitation, et puis un affaissement progressif de toutes les facultés. — Il y a eu quelques excès alcooliques ; ce qui aurait joué le principal rôle, ce serait la misère et des chagrins domestiques. — Toujours est-il que la malade entre dans mon service à la dernière période de la paralysie générale. La face est blême et vergetée ; les yeux sont saillants ; tout le système locomoteur est dans un tremblottement incessant; les sensibilités générale et spéciale sont très émoussées ; la vie végétative et la vie de relation s'épuisent de plus en plus ; la malade ne peut plus tenir debout ; elle est gâteuse. — On est obligé de la placer à l'infirmerie et de la tenir au lit. — Six mois après, mon attention est appelée sur l'état du ventre, qui a beaucoup grossi depuis quelque temps. La palpation fait reconnaître manifestement une tumeur qu'on délimite fort bien en pressant fortement les parois du ventre au-dessus de l'ombilic. — L'aspect général fait penser à une grossesse. — Au toucher on sent le col ramolli et entr'ouvert ; le doigt qui peut pénétrer dans le col éprouve la sensation d'un corps dur sans pouvoir renseigner sur la position du fœtus; on ne sent pas du tout de ballottement. — L'auscultation abdominale ne révèle aucun souffle fœtal ; la palpation ne dénote aucun mouvement. — Malgré l'absence de signes positifs, deux de mes confrères appelés opinent pour une grossesse de sept mois ; mais, on ne peut absolument baser cette opinion que sur la grosseur du ventre et sur la tuméfaction évidente de l'utérus. — Pendant cinq semaines ni moi, ni mes confrères, ni mes internes, n'avons senti aucun souffle fœtal, n'avons reconnu aucun ballottement. — J'ai recommandé tout spécialement une grande surveillance parce que, chez une paralysée générale surtout, je me défiais d'une solution anormale. — C'est ce qui arriva, en effet. — Une après-midi, au moment où l'infirmière venait de la nettoyer, l'aliénée expulsa brusquement un enfant, qui est arrivé mort et entièrement coiffé de tout le délivre. Il n'y avait eu aucune douleur préventive, aucun écoulement amniotique précurseur; l'expulsion s'est produite sans contraction des muscles abdominaux, et par une poussée brusque de l'utérus, comme s'il s'était débarrassé d'un corps étranger. On n'a constaté, lors de la sortie de l'enfant, qu'un écoulement peu abondant et à peine rosé. L'enfant ne pesait que 1,503 grammes, et il est venu cependant, à très peu de chose près, à terme. Les soins d'hygiène ordinaires ont été donnés à la mère, qui n'a présenté pendant quelques jours qu'un peu de suintement ; l'écoulement lochial a manqué. — Les seins ne se sont pas modifiés, et il n'y a pas eu de sécrétion lactée. — La malade n'a pas eu la moindre conscience de son accouchement. — Un mois après, aucun accident ne s'est révélé, et on retrouve la malade dans les mêmes conditions de profonde démence, avec intervalles d'agitation, impotente, et inclinant de plus en plus vers un marasme définitif.

Observation XIV

La femme X..., âgée de 42 ans, entre dans mon service à une période très-avancée de la paralysie générale. — Facies boursouflé et vergeté, teinte huilo-terreuse de la peau ; empâtement de la langue et troubles significatifs de la parole ; lésions de la sensibilité générale et des sensibilités spéciales ; tremblements et impotence de tout l'appareil locomoteur; gâtisme. Une démence complète a succédé à un délire lypémaniaque causé par la misère et les privations. La malade ne peut plus se tenir debout; on la place dans un lit à l'infirmerie. Les parents de la malade signalent qu'elle n'a plus ses règles depuis plusieurs mois. Elle a le ventre assez gros et dur. Le toucher fait constater un col ramolli et n'indique pour le moment rien autre chose. Deux mois après l'entrée, le ventre s'est un peu plus développé et, par une pression profonde à la région sus-ombilicale, on sent une tumeur qui paraît indiquer la grossesse. Pas de mouvements, pas de souffle fœtal. Cet état persiste sans modification pendant trois mois encore. Ni moi, ni des confrères appelés ne reconnaissent le ballottement, le souffle fœtal et des mouvements. Un matin, la malade venait de manger sa soupe, sans signes précurseurs, elle expulse un enfant mort avec tout le délivre; très légère perte d'eau amniotique et sanguinolence insignifiante. L'enfant pesait 650 grammes, et la grossesse était certainement de huit mois, peut-être plus. Les suites de l'accouchement ont été simples; l'écoulement lochial est nul; ce sont plutôt des flueurs blanches pendant quelques jours; aucune réaction fébrile; pas de changement dans les seins ni de sécrétion lactée. Comme dans l'observation précédente, la malade n'a pas eu conscience de son accouchement, et la paralysie générale continue son cours.

DEUXIÈME PARTIE

Cette objection, que la paralysie générale n'est pas, plutôt que la phthisie, que le cancer, que toutes les cachexies, par exemple, une dystrophie, une maladie de dénutrition générale, semble toute naturelle quand on ne considère que l'ensemble des choses ; mais elle n'a plus la même raison d'être quand on pénètre dans l'intimité des faits pathologiques.

Le sujet de la première observation nous montre un exemple remarquable de la déchéance de l'organisme poussée à ses dernières limites et telle, qu'on ne l'observe que dans la paralysie générale.

On ne saurait comparer un pareil état ni avec le marasme de la tuberculose, ni avec celui de la scrofule, ni avec le marasme cérébral proprement dit, ni avec aucune cachexie.

Dans la phthisie, une fièvre lente, continue, avec quelques exaspérations, explique l'augmentation des combustions organiques et les ravages trophiques qui en sont la conséquence.

Dans le cas qui nous occupe, rien de pareil. Il y a absence complète de toute réaction fébrile. Et pourquoi? C'est que le mal s'est attaqué à la source même de la fièvre; c'est que cette source altérée ou détruite n'est plus capable de fournir les aliments nécessaires à la manifestation des phénomènes fébriles, soit que ces phénomènes dépendent de l'action chimique de la nutrition, soit qu'ils dépendent du système nerveux. Certes il n'en est pas toujours de même, et nous voyons quelquefois des paralysés généraux présenter le symptôme fièvre dans le cours d'une pneumonie ou de toute autre complication grave ; mais, dans ce cas, la déchéance n'a pas été aussi profonde que dans l'exemple que nous citons ; il y a encore une certaine puissance de réaction dans le somatisme, puissance qui ira toujours s'affaiblissant ; mais on peut dire que la fièvre n'est qu'une exception dans la paralysie générale, et qu'elle est toujours peu intense, quand elle se montre dans le cours d'une complication phlegmasique.

Dans la cachexie scrofuleuse, outre la fièvre hectique qui s'allume souvent pour terminer la scène, nous observons des inflammations chroniques diverses attaquant particulièrement le système lymphatique, des suppurations prolongées, des tuberculisations. Tout ici semble travailler au profit d'une genèse active d'éléments pathologiques déterminés ; la vie semble se maintenir à cette condition ; il y a un travail pathologique manifeste dans certains organes ; tandis que chez notre sujet toute réaction vitale s'efface peu à peu et tend à disparaître. Et quelle différence entre ces engorgements, ces hydrémies de la scrofule et d'autres cachexies, et cette sécheresse de la peau, cette pulvérulence, cette desquamation épidermique, observées chez notre malade. Il semble qu'ici toute cohésion entre les éléments est détruite.

Dans certaines cachexies toxiques, dans celle du mercure, par exemple, on voit survenir de la salivation, du gonflement des gencives, des œdèmes, des syncopes, des hémorrhagies, qui emportent les malades. Rien de semblable dans la période ultime du marasme paralytique.

Dans les cachexies cancéreuses, il y a toujours une marche envahissante des ulcérations, de la douleur, des œdèmes : et souvent la mort n'est que la propagation du mal à un organe dont les fonctions sont indispensables ; mais rien n'indique que la nutrition soit frappée dans son ensemble ou dans son élément essentiel ; rien ne montre, comme dans l'exemple que nous citons, que la vie s'éteigne partout, après avoir été détruite élément à élément.

Quant au marasme cérébral qui offre le plus d'analogie avec celui de la paralysie générale et qui est son plus proche parent, il n'atteint guère que certaines régions, que quelques groupes organiques ; et, dans tous les cas, il est plutôt le résultat de la cessation fonctionnelle des parties par défaut d'influx nerveux, que d'une irritation lente, progressive ; il n'amène jamais, du reste, cet ensemble désorganisateur qui s'étend, chez notre sujet, à tous les organes et à toutes les fonctions.

Enfin, quelle est la signification des accidents convulsifs de la fin, de ces secousses musculaires à peine perceptibles observées à la face, à la poitrine, aux cuisses ?

Il semble que la vie de relation a survécu à la vie végétative, et que les conditions qui réalisent habituellement les attaques épileptiformes n'ont pas été suffisantes pour déterminer entièrement ces attaques, faute d'aliment.

On ne saurait comparer l'état de choses que nous avons observé chez cet aliéné qu'avec ce qui se passe dans l'amyotrophie progressive, mais en établissant cette différence, qu'ici les désordres sont limités au système musculaire, tandis que dans la paralysie générale ils s'étendent à tout l'organisme.

Le sujet de la deuxième observation a présenté, outre les eschares du sacrum, sur lesquelles nous reviendrons dans un moment, et qui sont très fréquentes dans le cours de la paralysie générale, deux plaies noirâtres, à odeur gangréneuse forte, placées symétriquement sur la poitrine, en avant, au niveau des articulations chondro-sternales des troisièmes côtes droite et gauche. Une plaie présentant les mêmes caractères s'est formée sous nos yeux à la partie latérale gauche du thorax, au niveau de la partie moyenne de la dixième côte environ. Cette dernière a commencé par de la rougeur et a évolué spontanément, sans traumatisme.

Peut-on dire que ces plaies sont une pure coïncidence, qu'elles ont été produites par la camisole? Nous répondrons que la camisole n'a pas été mise un seul instant. Et du reste, ces plaies ne se présentent pas chez les aliénés agités qui portent constamment cet agent de contention, ou, si par hasard elles se présentent, elles ont tous les caractères des autres plaies dues au traumatisme : elles sont rouges, vives et tendent à une cicatrisation rapide dès que la cause cesse ; et d'ailleurs, leur siège est à la partie antérieure ou à la partie postérieure du creux de l'aisselle, sur le bord inférieur du grand pectoral ou sur la saillie formée par les muscles grand dorsal et grand rond ; tandis que chez notre malade elles occupent une région qui est à l'abri de toute pression violente, c'est-à-dire les parties antérieure et latérale de la poitrine ; et de plus, deux affectent une certaine symétrie.

Seraient-elles le résultat de coups ? Rien n'indique cette cause, car on n'a pas observé d'ecchymose, ni cette suffusion jaunâtre circonvoisine qui est caractéristique des contusions avec rupture vasculaire, mais une simple rougeur d'abord, une destruction moléculaire, une ulcération ensuite.

Chez le malade qui fait l'objet de l'observation III, une plaie, produite par la pénétration d'un agent traumatique dans l'œil gauche et qui a intéressé la paupière supérieure et la cornée, n'a produit aucune douleur ni aucun phénomène inflammatoire. Une cicatrisation lente s'est faite à la paupière ; et la cornée présente, deux mois plus tard, une tache grisâtre, qui indique que le travail de réparation est terminé. Il nous a été impossible de savoir le degré d'impotence fonctionnelle de cet œil, vu l'état de profonde démence du malade ; mais nous avons pu constater approximativement que la vision n'était pas entièrement détruite, et qu'il y avait encore une vague perception de la lumière.

L'othémathome survenu chez ce même aliéné alité, gâteux, impotent, inerte, montre combien ces tumeurs, assez fréquentes chez les aliénés incurables et particulièrement chez les déments paralytiques, comme cela a été observé par Kühn et d'autres, peuvent survenir spontanément et être indépendantes de tout traumatisme. D'après MM. Bonnet et Poincaré, la pathogénie des tumeurs sanguines du pavillon de l'oreille serait une dégénérescence du grand sympathique cervical. Et Marcé ne touche pas de moins près à la question trophique, quand il dit que ces tumeurs reconnaissent pour cause « *une altération du sang consécutive à une alimentation insuffisante.* »

Chez ce même malade nous trouvons des eschares sacrées s'étendant peu à peu aux fesses et ensuite à tout le siège, ce qui a fait dire à une personne du service que ce malade n'était qu'une plaie. Et quelle plaie? Une plaie noirâtre, atonique, sans suppuration. Peut-on la comparer à ces plaies vives qui se réparent, qui suppurent, dont le travail de cicatrisation marche de pair avec celui de destruction et finit par l'emporter sur ce dernier? Ici la destruction est lente, progressive, sûre, et la réparation est nulle. Peut-on faire intervenir comme causes un décubitus prolongé, le défaut de soins de propreté, le contact irritant des excréments?

« Maintes fois, dit M. le professeur Charcot, dans ses leçons sur les lésions trophiques consécutives aux maladies des centres nerveux, j'ai eu soin de faire reposer les malades sur le côté non paralysé pendant la plus grande partie du jour, et cette précaution n'a d'aucune façon modifié la production des eschares..... On ne saurait, non plus, invoquer le contact des urines. Dans plusieurs cas j'ai fait recueillir ce liquide heure par heure, nuit et jour, à l'aide de la sonde, pendant tout le temps de la maladie, de manière à éviter, autant que possible, l'irritation de la peau du siége, et malgré tout l'eschare s'est produite suivant les règles indiquées. »

L'opinion de M. H. Bonnet se résume ainsi :

« Les eschares gangréneuses doivent leur origine à des troubles circulatoires généraux et à une cachexie de dénutution ; les pressions et les frottements des divers décubitus ne sont qu'une cause adventice. »

Pour notre malade, nous pouvons affirmer qu'aucun soin de propreté n'a été négligé, et que toutes les règles de l'hygiène et de la thérapeuthique ont été scrupuleusement observées. Nous avons vu, de plus, que des plaies de même nature se sont montrées aux coudes, comme elles apparaissent chez d'autres aux talons, à la poitrine ou en divers autres points du corps.

Voici un autre malade (Obs. IV) qui reste longtemps dans un état de tristesse interrompu par des accès de délire violent et impulsif. A cet état succèdent des idées très-actives de richesse et de grandeur. Dès lors, plus de repos pour la cellule cérébrale ; la dépense est si exagérée que le dépérissement marche à vue d'œil. La désassimilation l'emporte sur l'assimilation ; de là ces sueurs, ces sécrétions abondantes de la bouche, des yeux, et les évacuations alvines. Dans le dernier stade d'un violent accès de fièvre intermittente et, dans l'ordre physiologique, par une température élevée et à la suite d'exercices exagérés, on observe bien des sueurs abondantes, mais ici la réparation suit immédiatement ces pertes ; il n'y a qu'une période d'exaltation à laquelle succède un temps d'arrêt et de repos pendant lequel tout se répare. Mais, chez notre aliéné, rien de semblable. Nous sommes en février, la température est basse, la fièvre manque.

Quelle importance devons-nous attacher au désordre d'actes du malade ? Chez des maniaques agités, désordonnés à l'excès, nous voyons bien quelquefois certaines glandes exagérer leur sécrétion, les yeux devenir chassieux, par exemple ; mais on peut dire que c'est une exception. Et d'ailleurs, on ne voit jamais, dans ces cas, la sueur augmenter, ni la sécrétion salivaire ; et les évacuations abondantes, la diarrhée, sont une exception, tandis que la constipation est la règle.

Nous ne saurions donc attribuer les phénomènes observés chez notre malade qu'à un défaut de cohésion des éléments histologiques ; à cette tendance à la désorganisation, qui a sa source dans une lésion nerveuse primordiale.

Enfin cette déchéance organique, si lente dans beaucoup de cas de paralysie générale, a marché rapidement ici. En juillet, le malade tombe plutôt d'épuisement que par syncope proprement dite, et meurt après un nombre incalculable d'attaques épileptiformes. Ce qui tend à montrer, avec les faits semblables de notre première observation que, contre les règles ordinaires de la physiologie, le système nerveux de la vie de relation survit à celui de la vie végétative.

Quelle interprétation peut-on donner à cette sorte de vésication qu'a produite chez le malade de la cinquième observation l'application d'une feuille de Rigollot, quand on n'observe rien de pareil dans les cas ordinaires ? D'ailleurs, il n'y a pas eu de sérosité sous l'épiderme, qui s'est soulevé sous forme d'une lame sèche et ridée. Nous croyons tout simplement que des lésions vaso-motrices expliquent la désorganisation du tégument externe, qui s'est laissé enlever comme un lambeau d'écorce frappé de mort sur l'arbre. Ce phénomène est analogue aux eschares et autres manifestations cutanées, à cette desquamation épidermique, par exemple, que nous rencontrons sur le même cadavre aux avant-bras et à la partie postérieure du tronc ; et nous ne doutons pas qu'il ne soit l'expression des mêmes altérations nerveuses, lesquelles frappent directement la nutrition et tendent soit à la désorganisation des tissus, soit à la dégénérescence de leurs éléments, comme cela est manifeste dans l'observation VI, dont le sujet présente une métamorphose graisseuse à peu près complète du cœur et notamment de tout le ventricule droit.

Un peu plus loin nous trouvons sur un cadavre une dégénérescence pareille, mais beaucoup plus généralisée. La graisse semble ici s'être substituée à tous les principes normaux des tissus. Mais malgré quelques symptômes paralytiques, nous croirions autant à un état d'alcoolisme chronique, ou bien à une des formes de la paralysie générale qu'on désigne aujourd'hui sous le nom de pseudo-paralysies générales alcooliques.

Le malade de l'observation VII, durant tout le cours de la deuxième période de la paralysie générale, a été atteint d'une maladie des yeux que nous pourrions dire *sui generis*, à cause de sa singularité. Etait-ce une conjonctivite, ou plutôt une kératite ? Ces deux affections se sont-elles développées en même temps ? N'était-ce pas une amaurose au début ? Quelles sont les parties de l'appareil de la vision qui ont été frappées ? Quelles sont celles qui ont été épargnées ? Certes, ce n'est pas une merveille pathologique que de voir une affection chronique ou plusieurs exister en même temps dans l'organe de la vue. Mais les faits observés chez notre aliéné ont quelque chose de tout spécial et qui mérite de nous arrêter.

Longtemps avant que les lésions ont apparu à l'œil gauche, le malade s'est plaint de troubles de la vue, d'amblyopie; il nous a signalé à son entrée cette faiblesse visuelle portant principalement sur l'œil gauche, alors que cet organe ne présentait aucune trace de lésion.

Quel peut être le point de départ de ce trouble fonctionnel, si ce n'est une altération nerveuse, comme cela s'observe chez les tabétiques, dans les abcès, le ramollissement, les tumeurs du cerveau, ou une altération du sang consécutive à un trouble vaso-moteur protopathique et analogue aux autres phénomènes des observations précédentes? On ne saurait guère nier l'intervention nerveuse directe dans ces désordres oculaires, dans ces pseudo-congestions toutes lentes, toutes passives et en quelque sorte destructives.

Dans le courant d'août l'œil, jusque là intègre en apparence, est le siège d'une sorte de congestion ou d'inflammation de la conjonctive bulbaire; la paupière tombe.

En septembre ces symptômes semblent disparaître.

En novembre ils se montrent de nouveau. De plus, la cornée est prise et présente quelques excoriations et des taches grisâtres existant surtout au niveau d'épaississements disséminés de la conjonctive. La paupière retombe; mais cette fois la blépharoptose est définitive.

En décembre, en effet, alors que ces taches et ces épaississements ont fait place à des ulcérations de la cornée, la paupière est devenue un voile inerte, qui recouvre le globe oculaire. Le malade ne voit plus avec cet œil, il s'en plaint parfois.

En mai 1878, une recrudescence se fait dans les symptômes congestifs. Une sorte de fluxion réapparait, et de nouvelles taches de la cornée se dessinent derrière la conjonctive épaissie et grisâtre en certains points, excoriée en d'autres.

En juin 1879, les symptômes paralytiques s'accentuent à la suite d'une congestion cérébrale; puis ils semblent diminuer peu à peu.

En octobre 1880, le malade croit qu'il va perdre aussi l'œil droit. Examiné un jour à la visite, cet organe présente, en effet, les mêmes symptômes que son congénère : conjonctive boursouflée, rouge-pâle ; opacités grisâtres à la cornée, qui présente en même temps de légères érosions. Les mouvements de la paupière supérieure sont paresseux, mais il n'y a pas de paralysie proprement dite. Quant à l'œil gauche, il présente des altérations chroniques diverses, qui réduisent ses fonctions à un état à peu près complet d'impuissance. Depuis ce moment jusqu'au jour du décès (14 septembre 1882), les désordres de la vue vont en progressant d'une façon lente, mais sans occasionner une cécité complète.

N'y avait-il qu'une kérato-conjonctivite? Les divers milieux de l'œil étaient-ils affectés? Il nous est impossible de répondre à ces questions. Mais nous croyons qu'il s'est passé ici un ordre de faits analogues aux diverses lésions oculaires qu'on détermine expérimentalement, non pas en paralysant certaines régions par des ablations partielles des centres nerveux, mais en provoquant des inflammations, des irritations, dans ces centres. Alors les altérations se développent franchement; et c'est ainsi que M. Brown-Sequard a vu, chez le cochon d'Inde, survenir diverses affections de l'œil, telles que conjonctivites, kératites, abcès et fonte de la cornée, etc.

L'observation VIII est intéressante à beaucoup d'égards : l'hémiplégie gauche, qui a succédé à des attaques épileptiformes, n'est pas une hémiplégie proprement dite, semblable à celles qui surviennent à la suite d'un ictus apoplectique quelconque, soit une hémorrhagie, soit une congestion cérébrale, soit une embolie, par exemple. Cette hémiplégie, désignée ainsi dans le certificat médical d'admission, n'est qu'une manifestation de la parésie générale, laquelle est plus prononcée du côté gauche, et figure journellement parmi les symptômes de la paralysie générale sous les noms de: inclinaison latérale du corps, affaiblissement de la force musculaire, parésie gauche ou parésie droite, selon les cas. Et, en effet, le côté gauche ne présente pas cette inertie, cette impotence des paralysies franches, mais un tremblement, un désordre, une sorte de folie, une faiblesse plus marquée qu'à droite.

Mais, nous insistons d'une façon toute spéciale sur un autre ordre de faits très importants, dont le côté gauche a été le siège : le malade nous dit que la sensibilité y est exaltée au point que, lorsqu'il se fait raser, il peut à peine supporter le contact du rasoir ; de plus, nous y observons une desquamation de la face et, comme phénomènes ultimes, des convulsions rhythmées isochrones aux mouvements inspiratoires, et une pneumonie dont les phénomènes cliniques et nécroscopiques sont beaucoup plus accentués qu'à droite.

N'avons-nous pas ici le tableau à peu près complet des phénomènes provoqués par l'expérimentation, par l'irritation ganglionnaire, c'est-à-dire l'hyperesthésie d'abord, et les désordres trophiques ensuite ?

Pour mieux voir encore la différence capitale qui existe entre la paralysie proprement dite et les désordres du mouvement de la paralysie générale, auxquels nous faisions allusion tout à l'heure, nous rapprocherons du cas précédent celui du nommé R... entré à l'Asile le 3 septembre 1876. Celui-ci est atteint de manie chronique et se livre, pendant les périodes d'agitation, à un délire d'idées et d'actes des plus désordonnés. En septembre 1878, après un an de calme, il s'agite et divague nuit et jour. Cet état dure jusqu'au mois de février 1881, époque à laquelle il est frappé d'apoplexie cérébrale due probablement à une hémorrhagie centrale et fort étendue de l'hémisphère gauche, si l'on en juge par l'état comateux profond qui a suivi l'ictus apoplectique, la lenteur avec laquelle les phénomènes apoplectiques ont disparu, et l'hémiplégie consécutive, qui est des plus complètes. En effet, aujourd'hui, quatre ans après l'accident, cet aliéné est si aphasique qu'il n'a pour toute expression du langage articulé que la lettre *i* ; à toutes les questions il répond par *i*. Le côté droit de la face a été longtemps inerte comme un masque ; aujourd'hui il a repris de l'animation et ne diffère du côté sain que par un peu d'effacement des traits et des mouvements ; les membres supérieur et inférieur du même côté sont frappés d'une paralysie absolue du mouvement et moins sensibles qu'à droite. Mais il n'y a d'autres troubles dans les parties paralysées que cette inertie, à laquelle s'ajoute un certain degré d'atrophie par inactivité fonctionnelle.

Cette atrophie porte principalement sur le membre supérieur et notamment sur la main, qui est rougeâtre, lisse, et dont les doigts sont contracturés, effilés en forme de fuseau. Dans ce cas comme dans beaucoup d'autres cas semblables il n'y a qu'un ralentissement des actes vitaux, une sorte d'inaction ; mais on n'y trouve jamais ces troubles actifs de la nutrition, dont nous venons de citer plusieurs exemples et qui constituent un des caractères essentiels de la paralysie générale.

Le cas de mal perforant du pied consigné dans l'observation IX prouve en faveur de la théorie qui rattache cette affection à une altération osseuse, et confirme le fait rapporté par M. le Dr Biaute. Cette altération des tissus, cette déchéance vitale, ressortent encore du parallèle suivant, que nous établirons entre l'érysipèle qui s'est développé autour de la plaie, chez notre aliéné, et la même affection, qui a atteint un autre malade couché dans la même infirmerie. Celui-ci porte depuis longtemps des ulcères atoniques aux jambes. C'est le membre inférieur droit qui est le plus délabré. Autour de la plaie de ce membre se déclare une rougeur vive ; l'inflammation s'étend rapidement au pied, à la jambe, à la cuisse ; la fièvre s'allume, et nous sommes en face d'un érysipèle phlegmoneux des plus graves. M. le Dr Lapointe, chef de service, pratique de larges incisions sur divers points ; une suppuration abondante s'établit, le tissu cellulaire s'élimine en masse, le mouvement fébrile se ralentit, et peu à peu le danger est conjuré.

Aujourd'hui le malade est complètement guéri de ce phlegmon. Bien plus, les ulcères sont réduits, dans les deux membres, à de faibles dimensions et tendent de plus en plus à la guérison.

Le paralysé général, au contraire, a eu à peine de la fièvre; le pied et la jambe se sont tuméfiés, la peau a pris une couleur rougeâtre incertaine, la diarrhée a continué, et la mort est survenue après une huitaine de jours sans secousse, sans réaction, sans aucun effort réparateur.

Nous avons, chez les deux sujets des observations X et XI, un exemple de ces formes paralytiques que M. Baillarger a décrites sous le nom de folies congestives, et qui ne différeraient guère de la paralysie générale que par leur curabilité. Peut-on dire, en effet, que notre premier malade présente quelque particularité qui le distingue d'un paralysé général ? N'a-t-il pas tous les symptômes pathognomoniques de cette maladie ?

Morel cite la cas d'un aliéné qui, après avoir présenté tous les symptômes de la paralysie générale, tomba dans le marasme. Le dépérissement marchait rapidement, quand un abcès du foie, qui donna plusieurs litres de pus, vint changer l'état des choses : tous les symptômes disparurent dans l'espace de quelques mois, et le malade guérit.

M. le Dr Lapointe nous communique l'observation d'un de ses malades qui, longtemps alité par suite de marasme et affligé d'une eschare du sacrum qui avait mis cet os à nu, s'est amélioré au point de pouvoir vaquer à quelques occupations. Mais il est loin de considérer cet état comme une guérison.

A part quelques cas rares de cette heureuse terminaison « on observe assez souvent, dit M. Baillarger, dans les « phénomènes paralytiques, des changements si favorables « qu'on serait tenté d'espérer leur disparition complète ;

« mais la marche rétrograde s'arrête, et après un état « stationnaire plus ou moins long la maladie reprend son « cours. »

M. le Dr H. Bonnet va plus loin et dit que ces prétendues rémissions ne sont qu'un leurre ou qu'un temps de repos pendant lequel la maladie ne fait que prendre haleine, pour regagner plus tard en quelques heures le terrain qu'elle avait perdu pendant plusieurs années. Nous avons pu, pour notre part, vérifier l'exactitude de cette observation.

Que s'est-il passé chez notre aliéné? Il est probable que nous avons eu ici une des destinées de tout travail phlegmasique, c'est-à-dire le retour à l'état normal des parties enflammées, la résolution. Mais y a-t-il eu réellement résolution dans cette inflammation qu'on ne voit jamais se terminer par suppuration? N'y avait-il pas un état latent d'irritation qui, malgré quelques apparences de santé, minait sourdement l'organisme? Cette hypothèse serait plus probable, si l'on en juge par la mort tout à fait inattendue du malade qui, du reste, aurait présenté de nouveau des symptômes paralytiques avant de mourir, d'après quelques personnes.

Le malade suivant fait un contraste frappant avec celui de la première observation, et montre que la paralysie générale peut être rapidement mortelle.

Les trois dernières observations, qui peuvent se résumer en une seule quant au fond, présentent une série de faits qui n'ont guère d'analogie qu'avec ceux qu'on observe dans les cas d'extrême anémie, alors que les ressorts sont dans un relâchement complet, selon l'expression de quelques accoucheurs. A part cela, ces faits constituent un groupe pathologique bizarre et tout à fait particulier.

Dans les cas de mort du fœtus par accident, l'avortement spontané ou l'accouchement provoqué sont la règle. Il en est de même dans certaines maladies graves préexistantes ou dans celles qui surviennent pendant la gestation ; ou bien ici la grossesse peut atteindre son terme normal, et alors l'accouchement se fait au milieu des phénomènes accoutumés.

Dans les névroses, dans l'épilepsie, dans l'hystérie, on n'observe jamais des faits analogues à ceux que nous rapportons.

Les exemples de femmes atteintes soit d'hémiplégie, soit de paraplégie, qui ont mis au monde des enfants bien portants, sont communs.

Les cas où le fœtus mort est porté pendant de longues années sans aucun inconvénient pour la femme ne sont pas rares.

En effet, quand le fœtus n'entraîne pas l'avortement par sa mort, il peut arriver qu'il se recouvre d'une membrane, qu'il s'enkyste, qu'il se conserve plus ou moins longtemps ou qu'il subisse diverses transformations ; témoins ces faits nombreux rapportés dans les auteurs : ce lithopædion, l'enfant de pierre de Leinzell, trouvé sur le cadavre d'une femme de quatre-vingt-quatorze ans qui l'avait porté quarante-six ans ; ce fœtus desséché, que Virchow trouva en 1849 dans l'utérus d'une folle de cinquante-six ans, qui avait été enceinte en 1826 ; le cas d'une paralytique qui, après onze mois de grossesse, expulsa un fœtus momifié de quatre mois. « La rétention du fœtus mort pendant plusieurs semaines est tout à fait habituelle, dit M. le Dr Charpentier. »

Dans ces divers exemples on voit toujours une intervention active de l'organisme maternel soit pour rejeter, soit pour conserver le produit de la conception. Chez nos trois aliénées, la marche des phénomènes est toute différente, toute spéciale : l'organisme est relâché en quelque sorte ; la nutrition est languissante ; l'enfant est frappé d'athrepsie dans l'organe maternel ; il végète tant qu'il reçoit quelques matériaux nutritifs ; puis, ceux-ci s'épuisant peu à peu, il s'étiole faute de sève et se détache à la façon d'un corps étranger.

Les autres phénomènes concomitants ou sympathiques suivent la même destinée : cet utérus, qui ne manifeste aucune vitalité, doit être frappé d'inertie, et cette inertie ne donne lieu à aucun écoulement sanguin ; peu ou pas de traces d'eaux amniotiques ni de lochies ; rien du côté des mamelles ni ailleurs ; la sécrétion lactée semble tarie dans sa source ; aucune fièvre, aucune réaction nulle part.

« Comme on le voit, dit M. le Dr H. Bonnet, « tout commence, mais tout s'arrête en route ; la dénutrition générale de la mère enraye toutes les activités « fonctionnelles de la gestation, et la conséquence est la « faiblesse de l'enfant qui ne peut plus se développer « selon les lois normales. — Lors de l'expulsion, l'enfant « sort brusquement par une simple contraction de l'utérus, « et il arrive mort, coiffé de sa membrane placentaire ;

« celle-ci est mince, exsangue, et offre le quart du volume « normal ; la dénutrition existe là comme ailleurs ; l'inspection de ce placenta, le poids de l'enfant, montrent de « toute évidence la dénutrition des appareils vitaux pendant la gestation. — Le manque de toute réaction générale chez la mère, l'absence de lochies, de changement « des seins, de sécrétion lactée, dévoilent très-nettement « une dénutrition locale parfaitement en rapport avec « l'état du reste de l'organisme....

« Les troubles trophiques des appareils de la reproduction sont donc bien nets et bien affirmés dans la paralysie générale. — Associés à tous les autres faits palpables dans l'organisme et que la clinique nous offre « chaque jour, ils dénotent que la paralysie générale est, « de la façon la plus évidente, une maladie de la grande « chaîne ganglionnaire aboutissant à une dénutrition « générale de tout l'être. »

TROISIÈME PARTIE

On ne saurait donc nier l'existence des troubles trophiques dans la paralysie générale ni refuser à ces phénomènes un caractère constant, pathognomonique en quelque sorte, et lié à la nature même de cette affection, qui est essentiellement désorganisatrice.

« Rien de mieux établi en pathologie, dit M. le profes-
« seur Charcot, que l'existence des troubles trophiques
« consécutifs aux lésions des centres nerveux ou des nerfs.
« Et cependant la physiologie la plus avancée enseigne
« que, à l'état normal, la nutrition des différentes parties
« du corps ne dépend pas essentiellement d'une influence
« du système nerveux. »

Il est certain, en effet, que, si les actes de la nutrition peuvent s'accomplir en dehors du système nerveux, celui-ci n'en a pas moins une part très-active dans les diverses manifestations trophiques de l'organisme.

Quand les auteurs ont appliqué le microscope à l'étude de la paralysie générale, cette affection a cessé d'être considérée exclusivement comme une méningo-encéphalite chronique, et les altérations variées qu'elle a présentées ont rendu sa pathogénie si compliquée, que chaque partie du système nerveux a pu réclamer une part active dans la production des phénomènes morbides. Quant à la symptomatologie, elle présente la même variété, la même multiplicité.

Et en effet, dans les cas de tumeurs, d'hémorrhagie, de congestion et de ramollissement du cerveau, on observe des attaques épileptiformes et apoplectiformes, qui ne diffèrent aucunement de celles que l'on rencontre dans la paralysie générale. Dans une de nos observations, nous avons vu un cas de parésie si prononcé à gauche, qu'un praticien n'a pas hésité à porter le diagnostic d'hémiplégie simple.

Les douleurs fulgurantes que nous avons rencontrées chez le malade qui fait l'objet de l'observation IV sont exactement semblables à celles de l'ataxie locomotrice. D'après M. Magnan, elles sont fréquentes dans la paralysie générale progressive et sont dues à des altérations des cordons postérieurs de la moelle.

Dans la sclérose cérébro-spinale, l'embarras de la parole diffère si peu du symptôme correspondant de la paralysie générale, que M. Charcot dit : « Je crois que, dans « bien des cas, en dehors des secours fournis par la con- « sidération des phénomènes concomitants, la distinction « serait à peu près impossible. » Plus loin ce professeur cite des cas d'attaques apoplectiformes et épileptiformes, ainsi que des troubles psychiques revêtant la forme la plus commune du délire de la paralysie générale, c'est-à-dire le délire des grandeurs le plus accentué. Enfin, des intermissions plus ou moins complètes se présentent aussi dans cette affection et ont pu quelquefois en imposer pour un retour à la santé.

Les indurations diffuses de la substance blanche cérébrale et l'état grenu et criblé des noyaux opto-striés, que nous consignons dans deux de nos autopsies, le phénomène des crêtes signalé par M. Baillarger, et les altérations scléreuses que MM. Magnan et Westphall ont trouvées, concurremment avec les lésions de la périencéphalite, dans les pédoncules cérébraux, la protubérance, le bulbe, et dans d'autres régions du cerveau et de la moelle, justifient l'opinion que nous avons énoncée au commencement sur la multiplicité des traits de ressemblance et des points de contact de la paralysie générale avec la plupart des affections organiques des centres nerveux.

C'est, croyons-nous, surtout à cette diffusion, à cette variété de siége des lésions anatomiques, qu'on doit rattacher les diverses expressions symptomatiques de cette maladie qui, bien que multiple dans ses manifestations, n'en est pas moins unique dans sa nature.

Sachant par l'expérience et par l'observation que l'excitation morbide des centres nerveux provoque à distance des troubles variés de la nutrition, et considérant :

D'une part, que les irritations médullaires sont une cause efficiente des lésions trophiques des muscles ;

Et d'autre part, que la paralysie générale est une inflammation, une irritation diffuse, généralisée, du système nerveux ;

Nous pouvons établir que, si l'atrophie musculaire progressive est une atrophie, une faiblesse musculaire, la polyparésie est une atrophie, une faiblesse générale de l'organisme.

Si l'une concentre son action sur le système musculaire, l'autre agit surtout sur le système psycho-intellectuel ; et toutes deux occupent une place élevée dans la hiérarchie nosologique de la vie de relation, comme nous les verrons se suivre pas à pas dans le domaine de la vie anglionnaire, ce qui explique la corrélation qui existe entre les idées et les actes.

L'une est plus rare et moins aristocratique que l'autre.

La première est surtout une maladie de l'homme, et l'autre aussi, par la raison toute simple que l'activité intellectuelle et l'exercice musculaire, qui est une de ses extériorisations immédiates, prédominent dans le sexe masculin.

L'une et l'autre frappent l'âge adulte, parce que c'est l'époque de la vie où s'impose pour l'humanité la plus grande somme de fatigues, où la lutte pour l'existence, — *struggle for life,* — comme disent les Anglais, devient un besoin impérieux, une nécessité quelquefois cruelle.

Le même ordre de causes prédisposantes et occasionnelles préside à la genèse de ces deux affections : la consanguinité et la faiblesse héréditaire pour les deux ; pour l'une, le surmenage musculaire ; pour l'autre, le surmenage intellectuel.

Si on les suit dans leurs modes de marche et de terminaison, on trouve encore les mêmes analogies.

Dans leur expression symptomatique, elles présentent une identité parfaite, et la dénomination de paralysie ne convient pas plus à l'une qu'à l'autre. Dans l'amyotrophie progressive, les troubles du mouvement, les tremblements, sont dus à une faiblesse plus ou moins étendue et plus ou moins intense, selon l'étendue et l'intensité de la destruction musculaire. Dans la polyparésie, ce ne sont plus des groupes musculaires seulement qui sont frappés de désorganisation et qui manifestent leur faiblesse, mais plusieurs groupes organiques, selon la diffusion des lésions nerveuses initiales.

Dans l'amyotrophie progressive, plusieurs auteurs ont signalé des altérations fibreuses et fibro-graisseuses du grand sympathique cervical, dorsal et lombaire, et « Astigiano, dit M. le professeur Jaccoud, a observé des abcès « froids multiples, des ulcérations sur le côté droit du « corps, des hyperhémies partielles de la face du même « côté, et une atrophie musculaire générale présentant « son maximum à droite. L'autopsie, complétée par l'exa« men microscopique, révéla, entr'autres lésions, une « atrophie du sympathique droit avec disparition des élé« ments nerveux dans les trois ganglions cervicaux et dans « les ganglions lombaires. »

Dans la paralysie générale, MM. H. Bonnet et Poincaré ont trouvé une substitution de cellules adipeuses aux cellules nerveuses du grand sympathique, et notamment au cou et au thorax.

Enfin, si, d'après M. le professeur Jaccoud, l'amyotrophie progressive a pour « condition anatomique et pathogénique une lésion du système sympathique ou trophique » qui peut refuser, après les faits qui précèdent, ce mode pathogénique à la paralysie générale? Et, tout en reconnaissant avec M. le professeur Charcot, l'influence des centres nerveux sur les phénomènes de la nutrition, nous ne devons pas peut-être faire une part moins large à ce grand système de la vie végétative, qui commande de si près aux actes intimes de la nutrition et qui, loin de puiser dans l'axe cérébro-rachidien son activité, posséderait, d'après quelques physiologistes, des propriétés trophiques à l'égal du cerveau et de la moelle et serait un centre autonome, comme semblent le démontrer l'augmentation progressive de sa puissance d'action au fur et à mesure qu'il se divise dans les organes, la persistance de l'action physiologique de certains ganglions après qu'on les a isolés complètement, et la présence dans l'épaisseur des parois viscérales de certains autres ganglions réglant les mouvements comme de petits centres complètement indépendants.

On conçoit dès lors comment, dans l'ordre pathologique, on a attribué directement à ce centre périphérique des troubles divers, comme des congestions, des rougeurs, des plaques, des ulcérations, des hémorrhagies, des sueurs locales abondantes, la diarrhée, les troubles de la vision, le resserrement et la dilatation de la pupille et même, d'après MM. Bonnet et Poincaré, des troubles psychiques par hyperhémie passive de la pie-mère.

En ce qui concerne la paralysie générale, si les lésions spinales sont constantes, d'après M. Wesphall ; si celles du tissu interstitiel du cerveau et de la moelle ne le sont pas moins et doivent être considérées comme « une dégénération secondaire par perte de l'action trophique », d'après M. Magnan ; pour MM. Bonnet et Poincaré, le point de départ de cette affection est dans le grand sympathique, parce qu'ils ont « rencontré dans ce dernier des lésions beaucoup plus avancées que partout ailleurs, et parce que les altérations sont toujours plus considérables dans les ganglions qui tiennent sous leur dépendance l'innervation vaso-motrice des lobes cérébraux. »

D'après ces auteurs, la paralysie du grand sympathique

amènerait la congestion d'abord et la diapédèse ensuite, d'où l'irritation des centres nerveux et tous les désordres qui en sont la conséquence. C'est cette altération protopathique, disent-ils, qui « cause les troubles de la motilité, « provoque ceux de la sensibilité, modifie les lois de la « nutrition, pervertit les sécrétions, détruit les conditions « centrale et périphérique, entrave les attributs normaux « des phénomènes réflexes, et forme simultanément l'élé« ment congestif cérébral. »

Cette théorie du grand sympathique, si étrange qu'elle paraisse quand on l'applique à l'étude de phénomènes si élevés dans l'échelle nosologique, n'en est pas moins très-rationnelle si l'on songe qu'à côté de ces phénomènes d'ordre psychique on en rencontre toujours une autre série parallèle d'ordre purement végétatif et que, de toutes les maladies, la paralysie générale est celle qui entraîne la plus profonde dégradation somatique. Il est certain même que dans beaucoup de cas ce sont ces désordres de la vie végétative qui se montrent les premiers, comme le resserrement et la dilatation de la pupille, les alternatives de constipation et de diarrhée, qui marquent si souvent la phase prodromique de la paralysie générale alors que rien ne fait encore pressentir l'imminence des troubles intellectuels ; on les voit même constituer à eux seuls tous les symptômes primitifs, comme le prouvent ces observations nombreuses de malades qui, après avoir présenté longtemps des signes manifestes de lésions ganglionnaires, une teinte jaune paille ou huilo-terreuse, des préoccupations hypochondriaques profondes, laissent éclater soudain un délire ambitieux des plus caractéristiques, l'embarras de la parole et tous les autres symptômes pathognomoniques de la maladie qui nous occupe.

Pendant la période d'état, ils se poursuivent avec la même activité, bien qu'en partie effacés par les troubles psychiques et placés en quelque sorte sur un plan plus secondaire, comme en témoignent ces faits divers rapportés dans nos observations, ces perturbations sécrétoires, ces affections oculaires incessantes, ces desquamations épidermiques, ce défaut de virtualité de l'utérus, et l'absence de tout phénomène sympathique de la part d'organes si immédiatement placés sous la dépendance du centre périphérique, qu'on a dit que ce centre régnait en souverain absolu sur le terrain de la vie végétative, quand sur celui de la vie de relation son rôle était borné à la vascularisation.

Dans la période terminale, ces mêmes désordres arrivent à leurs dernières limites et semblent s'éteindre dans l'ordre chronologique où ils ont apparu, c'est-à-dire avant ceux de la vie de relation, comme nous en avons cité quelques exemples.

Quoi qu'il en soit, dans la paralysie générale :

1° Les troubles de la nutrition sont constants, profonds et présentent des caractères tout spéciaux et liés à la nature même de cette affection ;

2° Les phénomènes du système nerveux de la vie animale, comme le délire, le tremblement, sont souvent précédés par les symptômes pupillaires et autres, qui sont d'ordre végétatif.

Enfin, si certaines maladies à symptômes variés et éclatants, les affections vermineuses chez les enfants, la fièvre typhoïde, par exemple, ont quelquefois une origine très-modeste, la polyparésie est peut-être de même et son avenir dépend de recherches assidues et dirigées avec soin dans le domaine si vaste et si obscur de la vie végétative.

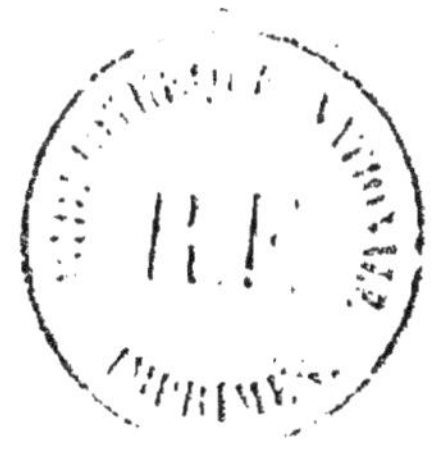

Imprimerie A. DERENNE, Mayenne. — Paris, boulevard Saint-Michel, 52.

www.ingramcontent.com/pod-product-compliance
Ingram Content Group UK Ltd.
Pitfield, Milton Keynes, MK11 3LW, UK
UKHW020429230726
13925UKWH00004B/1668